Mukesh Sharma

Fundamentos da Amputação e da sua Reabilitação

Mukesh Sharma

Fundamentos da Amputação e da sua Reabilitação

ScienciaScripts

Imprint

Any brand names and product names mentioned in this book are subject to trademark, brand or patent protection and are trademarks or registered trademarks of their respective holders. The use of brand names, product names, common names, trade names, product descriptions etc. even without a particular marking in this work is in no way to be construed to mean that such names may be regarded as unrestricted in respect of trademark and brand protection legislation and could thus be used by anyone.

Cover image: www.ingimage.com

This book is a translation from the original published under ISBN 978-620-2-31001-7.

Publisher:
Sciencia Scripts
is a trademark of
Dodo Books Indian Ocean Ltd. and OmniScriptum S.R.L publishing group

120 High Road, East Finchley, London, N2 9ED, United Kingdom
Str. Armeneasca 28/1, office 1, Chisinau MD-2012, Republic of Moldova, Europe
Printed at: see last page
ISBN: 978-620-3-58233-8

ÍNDICE

Capítulo 1

AMPUTAÇÃO

AMPUTAÇÃO: A amputação é a remoção cirúrgica, congénita ou espontânea de um membro ou de uma parte saliente do corpo.

DISARTICULAÇÃO: Remoção cirúrgica de todo o membro ou da parte do membro através da articulação.

CATEGORIAS DE AMPUTAÇÃO:

- **Amputação congénita:** Perda de um membro no útero e acredita-se que resulte de estímulos como a toxicidade de drogas. Há falha na formação ou estrangulamento dos botões dos membros pelo cordão umbilical.

- **Amputação adquirida:** Perda de um membro como resultado direto de um traumatismo ou isquemia. Também é feita para rever uma amputação congénita de um membro ou alterar uma deformidade secundária a queimaduras ou traumatismos.

Capítulo 2

CAUSAS:

CAUSAS CONGÉNITAS:

1. Deformações congénitas:

- Ausência ou anomalia de um membro evidente à nascença com etiologia desconhecida. Por exemplo, polidactilia, pseudoartrose congénita, sindactilia, ausência congénita de ossos longos.

CAUSAS ADQUIRIDAS:

1. Distúrbios circulatórios:

- Perturbações circulatórias que causam uma perda irreversível do fornecimento de sangue à extremidade, resultando em isquemia, ulceração ou gangrena, como a doença vascular periférica: por exemplo, doença de Buerger, aterosclerose, tromboembolismo, aneurismas arteriovenosos, diabetes, etc.

2. Malignidade:

- Tumores malignos primários que não podem ser ressecados ou irradiados, por exemplo, osteossarcoma, condrossarcoma, fibrossarcoma.

3. Traumatismo:

- Qualquer condição traumática que cause uma perda extensa de osso, tecidos moles e irrigação sanguínea, em que a gangrena é inevitável ou a reconstrução é impossível, por exemplo, ferimentos causados por explosões, esmagamentos, acidentes rodoviários e acidentes industriais.

4. Infeção:

- Em infecções agudas ou crónicas que não podem ser controladas por qualquer tratamento médico ou cirúrgico, por exemplo, osteomielite crónica, gangrena gasosa.

5. Lesões térmicas, químicas e eléctricas:

- Lesões resultantes de uma exposição excessiva ao calor ou a uma corrente de frio que provoca uma destruição e uma deformação extensas dos tecidos, por exemplo, queimaduras acidentais, queimaduras eléctricas, queimaduras por ácido ou queimaduras por frio extremo.

Capítulo 3

INDICAÇÕES DE AMPUTAÇÃO:

As indicações de amputações são mais facilmente recordadas como a

Três Ds: Morto, Perigoso e Maldito incómodo.

- **MORTE:** A amputação é indicada quando ocorre a morte completa dos tecidos. Cerca de 90% de todas as amputações são devidas a doenças vasculares periféricas. Outras causas de morte dos tecidos são traumatismos graves, queimaduras e queimaduras pelo frio.

- **PERIGOSO:** A amputação é indicada quando a preservação da parte do corpo danificada ou doente pode pôr em risco a vida do doente. As doenças perigosas são os tumores malignos, a sépsis potencialmente letal e a lesão por esmagamento, em que a libertação da compressão pode resultar em insuficiência renal. Esta situação é conhecida como síndroma de esmagamento.

- **NUVENS DANIFICADAS:** A amputação é indicada quando é melhor remover a parte do corpo para melhorar a capacidade funcional e a independência do doente. Manter o membro pode ser pior do que não ter nenhum membro, devido a dor intensa e intolerável, malformação grosseira, sépsis recorrente ou perda grave de função. Por exemplo, a amputação de um segmento instável do membro inferior pode permitir uma transferência de carga mais eficiente e uma marcha mais estável.

Capítulo 4

TIPOS DE AMPUTAÇÃO

AMPUTAÇÃO TRAUMÁTICA: A amputação traumática é o corte acidental de uma parte ou da totalidade de uma parte do corpo. Uma amputação completa separa totalmente um membro ou apêndice do resto do corpo. Numa amputação parcial, alguns tecidos moles permanecem ligados ao local.

AMPUTAÇÃO PROVISÓRIA: A amputação provisória é utilizada quando a cicatrização primária é improvável ou atrasada devido a infeção, isquemia ou desbridamento inadequado da ferida. É efectuada como um procedimento de emergência, para salvar a vida do doente.

AMPUTAÇÃO DEFINITIVA: A amputação definitiva é utilizada após uma amputação provisória como cirurgia electiva. Neste caso, o nível é bem definido e planeado, tendo em mente a prótese definitiva.

AMPUTAÇÃO ABERTA: Também conhecida como amputação em guilhotina. É frequentemente indicada em caso de infeção. O facto de o coto não ser fechado com um retalho de pele permite a livre drenagem de material purulento ou infecioso. Os doentes submetidos a uma amputação aberta necessitam de antibioterapia e da utilização de uma técnica asséptica rigorosa sempre que se procede à limpeza da incisão e à mudança do penso.

AMPUTAÇÃO FECHADA: É também conhecida como Amputação com retalho. É a amputação em que o coto é fechado ou coberto por um retalho de pele suturado sobre a extremidade óssea do coto. Este tipo de amputação é preferido quando não há evidência de infeção e, consequentemente, não há necessidade de uma drenagem aberta extensa.

Capítulo 5

CLASSIFICAÇÃO DOS TRAUMATISMOS DE AMPUTAÇÃO

- **Amputação primária:** A amputação primária é efectuada nas primeiras 24 horas após a lesão. É efectuada por ordem de desbridamento cirúrgico primário para a eliminação da parte inviável da extremidade.

- **Amputação secundária:** A amputação secundária é efectuada 7-8 dias após a lesão e é realizada quando o tratamento conservador e o tratamento cirúrgico são ineficazes.

- **Amputação tardia:** Está associada a feridas que não cicatrizam, fístula, osteomielite crónica ou extremidade funcionalmente inútil.

- **Amputação repetida ou reamputação:** É efectuada após um resultado insatisfatório de um truncamento anterior da extremidade, da ocorrência de necrose dos tecidos após a amputação em resultado de um fornecimento insuficiente de sangue ou de uma infeção anaeróbia.

Capítulo 6
OBJECTIVOS DA AMPUTAÇÃO

Os objectivos da amputação são -

- Para eliminar todos os tecidos necróticos, infectados e dolorosos.
- Ter uma ferida que cicatriza com sucesso.
- Ter um coto remanescente adequado que seja capaz de acomodar uma prótese.

Capítulo 7

SELECÇÃO DO NÍVEL DE AMPUTAÇÃO

O nível adequado de amputação de membros é determinado com base nos seguintes factores:

- O nível de amputação é determinado pela viabilidade dos tecidos. O objetivo deve ser erradicar completamente a patologia para a qual a amputação é realizada.
- O fornecimento vascular adequado necessário para os retalhos cutâneos e o coto. Por conseguinte, é importante que o coto esteja bem cicatrizado e não esteja dorido.
- A amputação é efectuada a um nível que dará ao coto um comprimento ótimo para facilitar a colocação posterior de próteses.
    - o Quando o tamanho do coto é demasiado curto: as possibilidades de deslizamento da prótese do coto são maiores.
    - o Quando o tamanho do coto é demasiado longo: As hipóteses de dor, ulceração e complicação na incoporação da articulação na prótese serão maiores.
- Uma articulação deve ser preservada sempre que possível.

Capítulo 8
NÍVEIS DE AMPUTAÇÃO
NÍVEIS DE AMPUTAÇÃO DOS MEMBROS INFERIORES:

- Hemipelvectomia:

Amputação de todo o membro inferior e da pélvis ipsilateral.

- Desarticulação da anca:

Amputação de todo o membro inferior através da articulação da anca, ou seja, através do trocânter e do colo do fémur.

- Amputação acima do joelho/ Transfemoral:

Amputação através do fémur.

A amputação acima do joelho pode ainda ocorrer em três níveis:
- o Curto acima do joelho: 3-4 polegadas abaixo da tuberosidade isquiática.
- o Meio acima do joelho: 10-12 polegadas abaixo da tuberosidade isquiática.
- o Amputação supracondiliana.

- Amputação do joelho:

Amputação através da articulação do joelho.

- Amputação abaixo do joelho/ Transtibial:

Amputação através da tíbia e do perónio.

- A amputação de Syme:

Amputação logo acima da articulação do tornozelo.

- Desarticulação do tornozelo

Amputação que inclui a amputação completa do tarso.

- Tarsal médio (amputação de Cheopart):

Amputação entre o talo e o calcâneo proximalmente e o cuboide e o navicular distalmente.

- Tarsometatarsal (amputação Lisfranc): Amputação através da articulação tarsometatarsal .

- Amputação transmetatársica (Amputação parcial do pé): Amputação através dos metatarsos.

- Amputação dos dedos das mãos (dedos dos pés):

Amputação através da articulação MTP, PIP ou DIP.

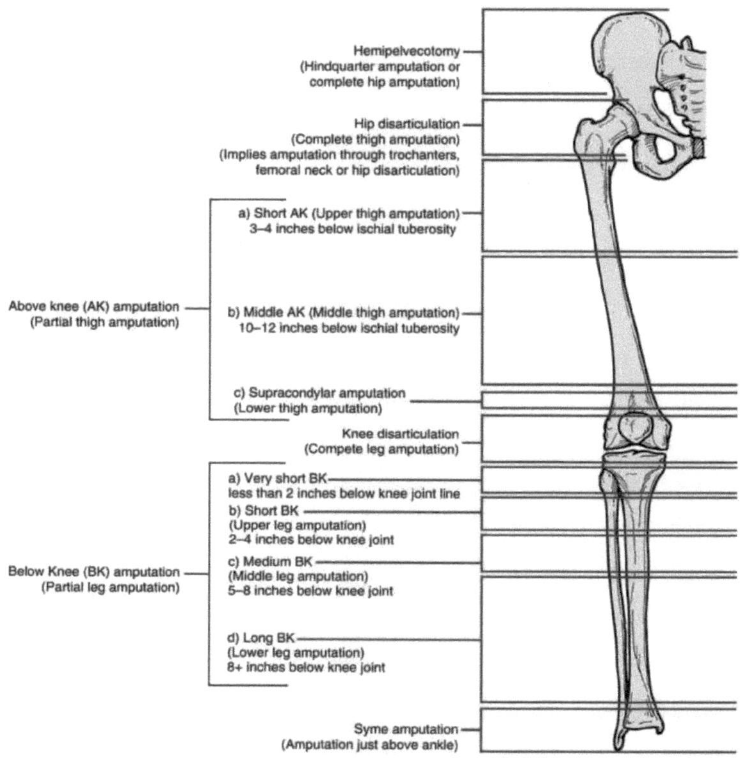

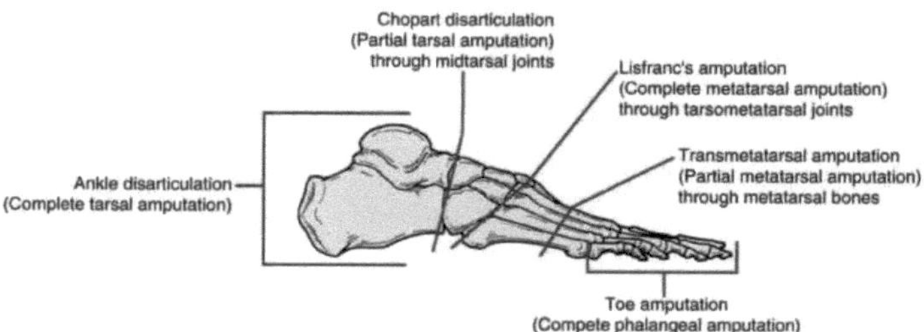

Capítulo 9

NÍVEIS DE AMPUTAÇÃO DO MEMBRO SUPERIOR:

Os níveis de amputação do membro inferior são os seguintes

- **Amputação do quarto dianteiro:**

  Amputação de todo o membro superior com escápula ipsilateral e 2/3 laterais[rd] da clavícula.

- **Desarticulação do ombro:**

  o Amputação através da articulação gleno-umeral
  o Amputação através do colo cirúrgico do úmero.

- **Amputação acima do cotovelo/ Transhumeral:**

  Amputação através do úmero.

- **Desarticulação do cotovelo:**

  Amputação através da articulação do cotovelo.

- **Amputação abaixo do cotovelo/Transradial:**

  Amputação do rádio e do cúbito.

  Amputação de Krukenburg: Trata-se de um tipo de amputação abaixo do cotovelo que envolve a separação do rádio e do cúbito para permitir uma preensão em forma de pinça. Uma prótese abaixo do cotovelo ou uma "prótese em gancho" pode ser colocada sobre o coto para levantar os objectos pesados

- **Desarticulação do pulso:**

  Amputação através da articulação radiocárpica.

- **Amputação transcarpal:**

  Amputação através da articulação carpometacarpiana.

- **Amputação transmetacarpiana:**

  Amputação através dos metacarpos.

- Amputação metacarpo-falangeal: Amputação através da articulação MCP.

- Amputação dos dedos/transfalângica: Amputação através da articulação PIP ou DIP.

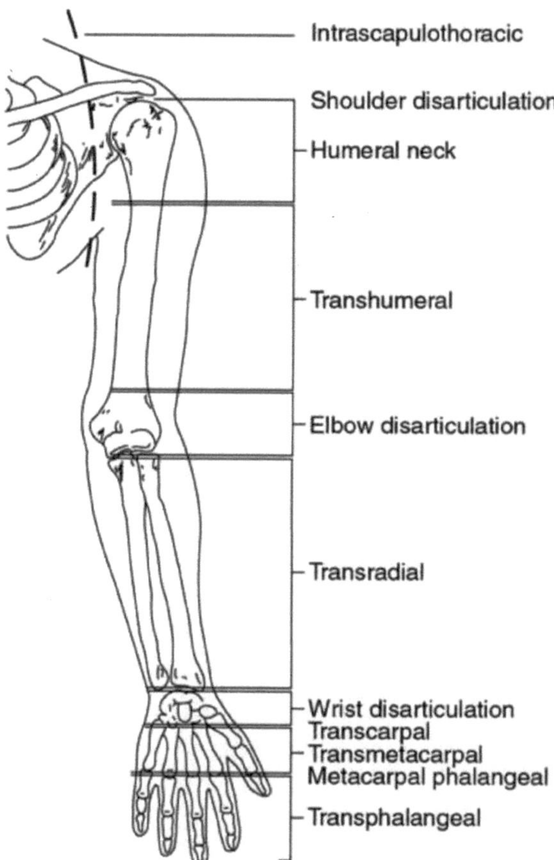

Capítulo 10
PRINCÍPIOS DA AMPUTAÇÃO

PRINCÍPIOS GERAIS

As regras cardinais devem ser "poupar ao máximo o comprimento do osso, os tecidos moles e a pele", proporcionando ao mesmo tempo um membro residual capaz de suportar o esforço da prótese e de retomar a mobilidade.

PRINCÍPIOS CIRÚRGICOS

Alguns princípios básicos a seguir são os seguintes:

- **Torniquete:** A utilização de um torniquete é altamente desejável, exceto no caso de um membro isquémico. Aconselha-se a obtenção de um campo sem sangue.

- **Nível de amputação:** Deve ser feito um esforço para obter todo o comprimento possível do membro, o que é desejável para uma adaptação protética correta.

- **Nervos:** Os nervos são suavemente puxados e cortados de forma limpa para que se retraiam bem proximalmente ao nível do osso. Isto reduz as complicações do neuroma. Os nervos grandes, como o nervo ciático, contêm vasos relativamente grandes e devem ser ligados antes de serem divididos.

- **Músculos:** Os músculos são divididos 3 a 5 cm distalmente ao nível da ressecção óssea. Os seguintes métodos de sutura muscular foram considerados vantajosos:
    o Mioplastia: Os grupos opostos de músculos são suturados uns aos outros.
    o Miodese: Os músculos são suturados na extremidade do coto.

- **Retalhos cutâneos:** A pele sobre o coto deve ser móvel, com sensibilidade intacta e sem cicatrizes aderentes.

- **Vasos sanguíneos:** São duplamente ligados e cortados. Deve ser mantida uma irrigação sanguínea adequada do retalho.

- **Osso:** O osso é seccionado acima do nível da secção muscular. A remoção excessiva do periósteo proximalmente pode levar à formação de um "sequestro" em anel a partir da extremidade do osso. O osso deve ser cortado com bisel e todas as margens afiadas devem ser arredondadas.

- **Drenagem:** Deve ser utilizado um dreno de borracha ondulado durante 48-72 horas após a operação.

Capítulo 11
CARACTERÍSTICAS DO CEPO IDEAL

a. **COMPRIMENTO IDEAL DO CUNHO:** Idealmente, deve ser selecionado o nível mais distal que cicatrize sem quaisquer complicações e que proporcione um coto funcional.

- **Desarticulação da anca**: Em caso de desarticulação da anca, é aconselhável manter a cabeça e o colo do fémur para proporcionar uma superfície de suporte de peso horizontal.

- **Amputação transfemoral:** O coto deve ser tão longo quanto possível.
  - O comprimento ideal do coto deve ser de aproximadamente 7,5 a 10 cm a partir do bordo superior da patela e 23 a 27 cm a partir do trocânter maior, o que ajuda a uma melhor adaptação do mecanismo do joelho na prótese.
  - É necessário um comprimento mínimo de 8 cm a partir da linha da virilha para o encaixe da prótese, caso contrário o coto desliza para fora do encaixe durante a flexão.

- **Preservação do joelho**: É importante preservar a articulação do joelho, uma vez que o joelho retém a sensação proprioceptiva e, por conseguinte, a pessoa amputada é capaz de sentir o posicionamento do pé mesmo na escuridão.

- **Amputação transtibial:** O comprimento ideal do coto a partir da linha articular medial do joelho deve ser de 12-17 cm para uma melhor adaptação da prótese.

- **Amputação de Syme:** Na desarticulação do tornozelo, é necessária uma distância ao solo de 6 cm para a colocação da prótese, caso contrário, o membro contralateral fica mais curto e necessita de compensação em altura.

- **Amputação parcial do pé:** Na amputação do médio-tarso e noutras amputações distais, a sola da pele deve ser mantida; caso contrário, o coto não suportará o peso e sofrerá rupturas frequentes.

- **Desarticulação do ombro**: Em caso de desarticulação do ombro, é aconselhável reter a cabeça e o colo do úmero para proporcionar um suporte horizontal para a colocação da prótese.

- **Amputação transhumeral**: O tamanho do coto deve ser o mais longo possível.

Idealmente, é aconselhável uma distância de 20 cm do acrómio ou de 8 cm da articulação do cotovelo para a colocação da prótese do cotovelo.

- **Amputação transradial:** Na amputação transradial, é necessário um comprimento mínimo de 3 cm a partir da linha de prega na fossa cubital para uma melhor adaptação da prótese. O comprimento ideal é de 18 cm a partir do processador do olécrano, sendo necessário um espaço de 5 cm a partir do pulso para o encaixe da unidade do pulso.

b. LINHA DE SUTURA OU CICATRIZ:

- A cicatriz deve ser flexível e não sensível.
- A cicatriz não deve estar numa zona de alta pressão.
- A cicatriz deve ser não aderente: A cicatriz aderente ao tecido subcutâneo, ao neuroma ou ao osso causa geralmente ulceração e dor.

c. AMPLITUDE DE MOVIMENTO:

A ADM das articulações proximais ao coto deve ser total e sem dor para uma utilização óptima da prótese.
As articulações proximais devem ser flexíveis, sem deformidade fixa.

d. MUSCULATURA À VOLTA DO COTO:

O coto deve ser bem acolchoado, isto é, o osso deve estar bem coberto de músculos.
A força muscular deve ser boa.
Os músculos antagónicos devem ser suturados entre si para manter o tónus muscular.

e. PELE SOBRE O COTO:

Uma pele sensível e saudável é essencial para suportar a carga extra associada à colocação da prótese. Também pode dar um feedback posicional da prótese.

f. PONTA DO OSSO:

A ponta da tíbia deve ser particularmente chanfrada e alisada com uma lima.

g. FORMA IDEAL: O cepo deve ter uma forma cónica.

Capítulo 12

GESTÃO DE CEPOS

1. MEDIDAS DE CONTROLO DO EDEMA:

Pós-operatório imediato: O molde de gesso é aplicado como penso primário, formando uma cobertura protetora sobre o coto, impedindo a infeção do exterior.

Por cima deste penso secundário é aplicado um penso para evitar o edema excessivo do coto, o que ajuda a acelerar a cicatrização da ferida e a manter o coto num tamanho e forma adequados para a colocação da prótese.

OUTRAS MEDIDAS PARA CONTROLAR O EDEMA DO COTO:

- Estimulação com o membro em elevação com ligadura elástica.
- Exercícios resistidos para o coto e descanso das articulações.
- A extremidade da cama deve ser elevada 30.
- Utilização de prancha de cepos em cadeira de rodas.
- Tratamento em ambiente controlado: Neste tratamento, o coto livre é colocado numa manga de plástico transparente e selada que está ligada a uma máquina de ciclo de pressão. A temperatura, a pressão, a esterilidade e a humidade do dispositivo são controladas, o que proporciona um ambiente ideal para a cicatrização do coto.
- Tratamento de pressão ambiente: Neste dispositivo, é mantido um controlo limitado da pressão para ajudar no processo de cicatrização do coto, mas não há controlo da temperatura.
- Terapia Flowtron: Esta terapia utiliza a terapia de compressão intermitente para tratar o edema. Neste dispositivo, o coto é colocado num saco de plástico invigilado no qual a pressão do ar varia ritmicamente para reduzir o edema.

2. LIGADURA DO COTO:
Ligadura normalmente aplicada quando os pontos são retirados (após 2-3 semanas) para condicionar o coto, moldar o coto reduzindo o edema do coto e habituando o coto à pressão.

PRINCÍPIOS DA LIGADURA DO COTO:

- As voltas diagonais (em forma de oito) devem ser utilizadas durante a ligadura. (as voltas circulares podem produzir um efeito de torniquete que pode restringir a circulação).

- A ligadura não deve ter rugas, pois estas podem provocar bolhas.

- A pressão deve passar de muito firme na extremidade do coto para moderada na zona proximal e distribuída uniformemente.

- É necessária uma pressão adicional sobre o canto para obter a forma cónica do cepo.

- Não deve haver pele no coto depois de enfaixado, exceto nas articulações, que normalmente não devem ser enfaixadas para permitir os seus movimentos livres.

- A ligadura não deve ser tão apertada que seja dolorosa, pois pode causar zonas de pressão ou restringir o fluxo sanguíneo.

- Se a ligadura ficar demasiado apertada ou solta, retire-a, volte a enrolar e aplique-a novamente.

- O coto deve ser ligado 24 horas/dia antes de receber a prótese.

- Na amputação acima do joelho, a ligadura não deve estender-se até à virilha para evitar a formação de um rolo de carne sobre os tendões adutores, que pode mais tarde provocar uma infeção do folículo devido à fricção com o encaixe da prótese, sendo também necessário passar algumas voltas à volta da cintura para servir de âncora.

- Na amputação acima do joelho, o coto deve ser enfaixado com a anca em extensão e adução.

- A amputação do coto abaixo do joelho deve ser enfaixada com o joelho em ligeira flexão.

- A ligadura elástica não deve ser utilizada durante mais de 48 horas sem ser lavada.

- As ligaduras não devem ser torcidas, mas sim colocadas na horizontal para secar.

- As máquinas de lavar e de secar diminuem a sua longevidade e estragam a sua elasticidade.

- A ligadura deve ser reaplicada de poucas em poucas horas ou com maior frequência se escorregar ou se enrolar.

- A ligadura elástica deve ser usada durante todo o dia e toda a noite, exceto durante o banho.

- A ligadura deve ser retirada para inspeção do coto:

o Pelo menos duas vezes por dia.

o Quando a ligadura fica solta ou enrugada.

o Quando a ligadura causa desconforto e/ou dor.

- Pode também ser aplicada uma prótese preparatória no início do processo de moldagem; no entanto, é geralmente preferível uma ligadura de compressão porque permite uma melhor monitorização da cicatrização da pele e dos pontos de pressão.

MÉTODO DE ENFAIXAMENTO DO COTO NUMA AMPUTAÇÃO ACIMA DO JOELHO

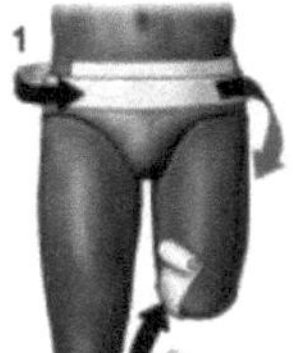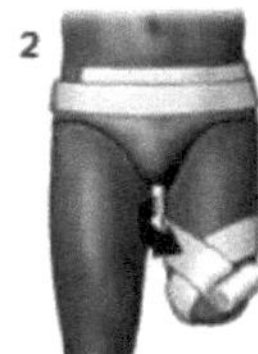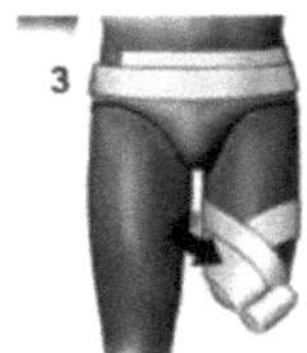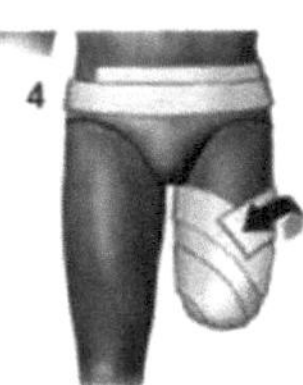

- Segurar a ligadura e enrolar na cintura da pessoa amputada com uma mão. Utilize a outra mão para enrolar a ligadura a toda a volta da cintura.

- Virar a ligadura de modo a que desça em direção ao chão. Enrole-a diagonalmente pela coxa e continue até à parte de trás do coto. Esticar ligeiramente a ligadura enquanto se envolve o coto.

- Enrolar a ligadura à volta da parte da frente do coto. Enrolá-la diagonalmente pela coxa acima, até à cintura. Enrolar novamente à volta da cintura, na mesma direção que da primeira vez.

- Repetir estes passos até que a ligadura cubra a parte superior da coxa até à extremidade do coto. Sobreponha a ligadura enquanto a envolve para cobrir nova pele de cada vez.

- Ao terminar o embrulho, fixar a última ligadura. Tentar terminar o ligadura num local que não seja uma dobra da pele ou na anca.

MÉTODO DE LIGADURA DO COTO NUMA AMPUTAÇÃO ABAIXO DO JOELHO

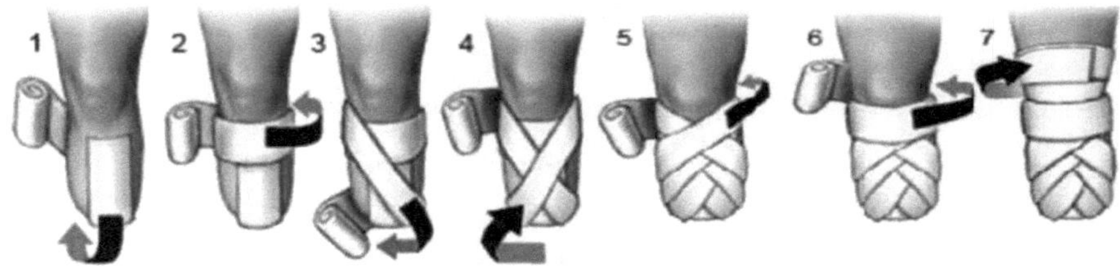

- Começar por segurar a ligadura logo abaixo do joelho, na parte anterior da perna. Mantendo a ligadura a dois terços da sua extensão, desenrolá-la para baixo em direção à extremidade do coto.

- Proceder à colocação da ligadura sobre a extremidade inferior do coto e e depois na diagonal para cima do lado exterior.

- Enrolar a ligadura à volta do membro e novamente para a frente.

- Em seguida, descer a ligadura na diagonal do lado anterior da perna em direção à parte inferior do coto.

- Continue a colocar a ligadura sob a parte de trás do joelho, depois sobre a parte superior da rótula e novamente sob a parte de trás do joelho.

- Agora, colocar a ligadura na diagonal à volta da parte de trás do coto e por cima da extremidade do coto. Subir a ligadura pela parte de trás do coto até à parte interna da coxa, onde começámos.

- Continuar com este padrão em forma de 8 até que o coto esteja coberto. Fixe a extremidade da ligadura no lugar. Lembre-se de que a maior parte da compressão deve ser feita na extremidade do coto para obter uma forma cónica.

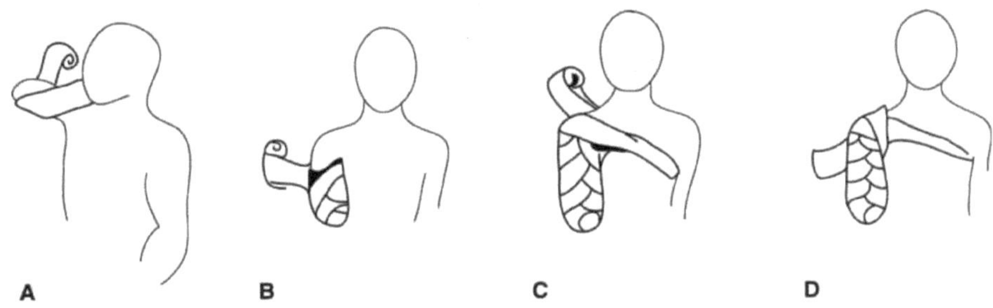

**MÉTODO DE LIGADURA DO COTO NUMA
AMPUTAÇÃO ACIMA DO COTOVELO**

- Para aplicar uma ligadura compressiva a um membro residual transumeral, o doente fixa a ligadura elástica entre o queixo e a clavícula e envolve-a sobre e atrás da extremidade distal do membro residual.

- Uma vez aplicada a camada inicial em forma de oito para fixar a extremidade da ligadura, o doente continua a aplicar camadas sobrepostas, criando um gradiente de pressão distal para proximal.

- A faixa continua para cima e sobre o ombro, sobre a parede torácica anterior, sob a axila contralateral, e depois à volta das costas, sobre o ombro residual e sob a axila, antes de ser fixada.

**MÉTODO DE LIGADURA DO COTO NUMA
AMPUTAÇÃO ACIMA DO COTOVELO**

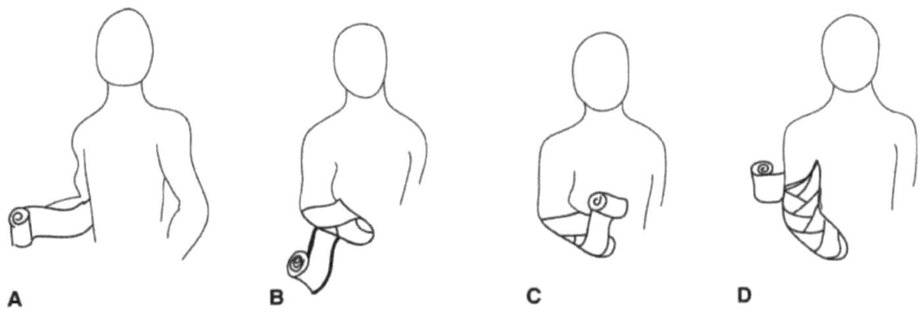

- Para aplicar uma ligadura compressiva a um membro residual transradial, o doente fixa a ligadura elástica entre o cotovelo e o tronco e envolve-a à volta da extremidade distal do membro.

21

- Em seguida, é aplicada uma série de camadas sobrepostas em forma de oito do invólucro, criando um gradiente de pressão distal para proximal.

- A ligadura deve continuar proximalmente por vários centímetros acima da articulação do cotovelo.

3. **MEIAS DE RAPIDEZ**: podem ser aplicadas após uma semana da remoção da sutura.
- Deve ser apertado, mas não deve ser doloroso ou restringir o fluxo sanguíneo.
- A parte superior do retractor não deve ser enrolada, pois o retractor enrolado pode provocar um efeito de torniquete que pode reduzir o fornecimento de sangue ao coto.
- A meia elástica de encolhimento ajuda a reduzir o inchaço.
- Estes podem ser utilizados isoladamente ou em combinação com ligaduras elásticas.
- As meias protésicas devem ser usadas no coto, dentro do encaixe da prótese.
- Deve ser esticada com firmeza e uniformemente para evitar a formação de rugas e o amputado não deve colocar a costura sobre qualquer zona óssea.
- As meias protésicas devem ser mudadas diariamente para evitar irritações da pele e dermatites.
- As meias protésicas devem ser calçadas sequencialmente, de modo a obter gradualmente a espessura desejada.

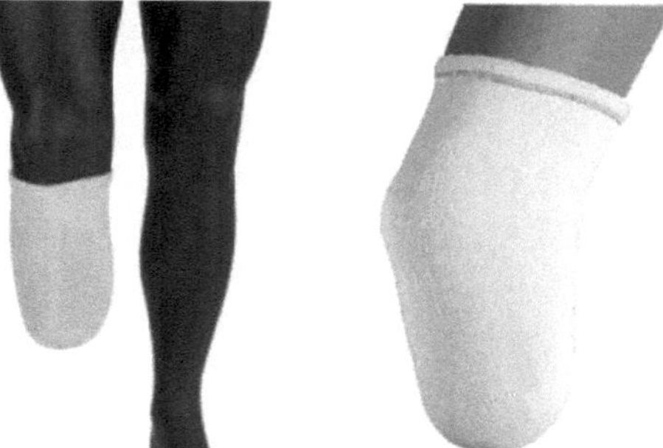

A espessura total das meias protésicas deve ser ajustada sempre que necessário e, normalmente, requer atenção quando ocorrem alterações de fluidos no coto, o que pode acontecer nas seguintes circunstâncias:
- Excesso de calor/altas temperaturas
- Aumento da ingestão de líquidos
- Não enfaixar a perna durante a noite
- Permitir que a perna fique pendurada sem a utilização da prótese
- Alterações nas actividades diárias

4. HIGIENE DAS ESTUPRAS:

- O cepo deve ser lavado diariamente com água e sabão, enxaguado e seco cuidadosamente.

- O coto deve ser lavado à noite, o que minimiza o inchaço e permite que o óleo natural da pele seja substituído durante a noite.

- Não mergulhar o coto em água do banho, pois isso amolece a pele do coto e torna-o mais suscetível a lesões.

- Utilizar um talco suave anti-sético, sem perfume e não medicado, que absorverá a transpiração.

- Não utilizar adstringentes, álcool cirúrgico ou outras preparações secantes no coto, uma vez que podem reduzir a oleosidade natural que protege a pele.

- Utilizar algo ligeiramente abrasivo, como uma bucha, pode ser útil.

- O uso de meias pode ajudar a afastar a transpiração da pele (o uso de meias ligeiras pode ter um efeito de arrefecimento e também proporcionar acolchoamento para o coto)

- Não usar meias sujas ou sujas, gastas ou furadas. Não remendar ou consertar meias, pois isso pode causar fricção no encaixe.

- As meias para cepos devem ser mudadas todos os dias e devem ser lavadas com água morna e sabão neutro e devem ser enxaguadas e secas corretamente.

- O antitranspirante pode ser utilizado para controlar a transpiração acumulada na cavidade.

- Utilizar produtos de limpeza antibacterianos no coto para limitar as bactérias que causam problemas de pele.

- Verificar diariamente o membro residual para detetar sinais de assaduras, pontos de pressão, vermelhidão excessiva, bolhas e fissuras na pele ou outras afecções cutâneas. Um espelho ajudará a verificar a pele, especialmente na parte de trás. Deixar de usar a prótese enquanto se aguarda a cicatrização de uma abrasão ou de uma ferida, sempre que possível, exceto se o terapeuta der outra indicação.

- A aplicação de uma camada de proteção no coto antes da colocação do encaixe pode diminuir a probabilidade de surgirem feridas e abrasões.

- Deve ser dada preferência a uma loção ou gel à base de silicone.

- Quando ocorre uma abrasão: loção medicamentosa, óxido de zinco como agente cicatrizante.

- As tomadas devem ser limpas todos os dias para reduzir a acumulação de suor seco na superfície interior (lavar com água morna e sabão neutro, limpar com um pano humedecido em água limpa e secar bem antes de vestir).

HIGEÍNA DE SOCORRO

- Lavar diariamente com água morna e sabão neutro (não utilizar detergentes).

- Utilize um pano limpo e húmido para limpar o interior da tomada e remover a película de sabão.

- Secar bem (pode ser utilizado um secador de cabelo).

Capítulo 13

ACONDICIONAMENTO DO COTO PARA COLOCAÇÃO DE PRÓTESES

Quatro técnicas que pode utilizar para preparar o seu membro residual para o treino com próteses: massagem, tapping, dessensibilização e mobilização de cicatrizes.

MASSAGEM E TAPPING

A massagem e as pancadas precoces no coto ajudarão a desenvolver uma tolerância ao toque e à pressão. Ambas as técnicas podem ser efectuadas com ou sem pensos de compressão suave. Além disso, estas técnicas podem ajudar a diminuir a sensação de dor fantasma.

MASSAGEM

1. Deve ser aplicado um movimento suave de amassar para massajar o coto. Inicialmente, ter especial cuidado ao massajar sobre a área suturada.

2. Uma vez removidas as suturas, a pressão pode ser aumentada gradualmente para massajar os tecidos moles e os músculos mais profundos.

3. Isto deve ser feito durante pelo menos 5 minutos, 3 a 4 vezes por dia. Verifica-se que é útil para reduzir a dor fantasma.

ROSCAGEM

1. Bater no coto com as pontas dos dedos. As pancadas suaves devem ser efectuadas sobre a linha de sutura.

2. Uma vez removidas as suturas, pode iniciar-se o movimento de estalo com uma ou duas mãos.

3. As batidas devem ser efectuadas durante 1-2 minutos, 3-4 vezes por dia. Também se verificou ser útil para reduzir a dor fantasma.

DESSENSIBILIZAÇÃO

A dessensibilização é o processo de diminuir a hipersensibilidade do coto. Começando com um material macio e progredindo para materiais mais ásperos, a dessensibilização ajuda a aumentar a tolerância ao toque.

1. Esta técnica é efectuada sem usar um penso de compressão suave. Deve ser efectuada durante 2-3 minutos, duas vezes por dia, e é normalmente realizada durante o banho.

2. Inicialmente, comece com uma bola de algodão e esfregue suavemente a pele do coto com um movimento circular.

3. Se tolerar, passe para um material mais áspero, como uma toalha de papel e, finalmente,

passe para uma toalha de tecido felpudo.

MOBILIZAÇÃO DE CICATRIZES

Esta técnica é efectuada para manter a pele e o tecido cicatricial livres de aderência. A aderência da cicatriz ao tecido subjacente pode ser uma fonte de dor durante a utilização da prótese e pode também causar bolhas.

1. Coloque dois dedos sobre uma parte óssea do seu membro residual.

2. Pressionar firmemente e, mantendo as pontas dos dedos no mesmo local da pele, mover os dedos de forma circular ao longo do osso durante cerca de 1 minuto. Continuar este procedimento em toda a pele e tecido subjacente à volta do osso do coto.

3. Quando a incisão estiver cicatrizada, utilizar este procedimento sobre a cicatriz para soltar diretamente o tecido cicatricial.

4. Esta técnica deve ser efectuada diariamente durante o banho.

Capítulo 14
AVALIAÇÃO PÓS-CIRÚRGICA DA AMPUTAÇÃO

1. A causa e a data da amputação.

2. Quaisquer lesões associadas que possam influenciar o processo de reabilitação.

3. **Historial médico anterior:** Antecedentes de qualquer doença, como diabetes, problemas cardiovasculares, doenças circulatórias, infecções como a tuberculose, etc.

4. **Estado da audição e da visão:** Desempenha um papel importante na formação e na reabilitação.

5. **Factores gerais:** Ambiente psicossocial, situação física, situação social, situação económica, antecedentes familiares, estilo de vida, profissão e nível de educação.

6. **Sensação de membro fantasma:** Presença de qualquer sensação de membro fantasma.

7. **Dor:** Presença e descrição de qualquer dor que o doente esteja a sentir.

8. Comprimento do membro residual.

9. **Edema:** presença de edema, medida pela circunferência do membro.

10. **Estado da pele:** presença de tecido cicatricial ou de aderência de tecidos moles

11. **Amplitude de movimentos:** Avaliar a ADM dos membros sadios e do membro residual. Verificar se há contratura ou rigidez dos tecidos moles.

   Limitação de movimentos que ocorre frequentemente:

   o Amputação acima do cotovelo: Flexão do ombro, rotação externa e abdução.
   o Amputação abaixo do cotovelo: Extensão do cotovelo.

   o Amputação acima do joelho: Extensão da anca, rotação interna e abdução em (coto longo) e adução em (coto curto).
   o Amputação abaixo do joelho: Limitação da extensão do joelho.

12. **Força:** Avalia a força de todos os membros, incluindo o tronco e o membro residual.

13. **Sensação:** Verificar a sensação do coto. A diminuição da sensibilidade à dor, à temperatura e ao tato pode aumentar o risco de lesões e de rutura dos tecidos.

14. **Dominância da mão e limitações pertinentes da extremidade inferior:** na avaliação da amputação do membro superior.

15. **Mobilidade na cama:** Avaliar a capacidade de mobilidade do doente na cama, uma vez que a mobilidade precoce na cama pode ajudar a prevenir contratura e feridas de pressão, ou seja, fricção excessiva dos lençóis contra a linha de sutura ou a pele frágil.

16. **Equilíbrio/Coordenação:** Avaliar a capacidade do doente para manter o centro de gravidade sobre a base de apoio. Controlo postural (equilíbrio estático, antecipatório e reativo)

17. **Transferência:** Avaliar a capacidade do doente para se transferir da cadeira de rodas para a cama, da cama para a cadeira de rodas, da cadeira de rodas para a sanita, da cadeira de rodas para o automóvel ou vice-versa.

18. **Propulsão da cadeira de rodas (em caso de amputação dos membros inferiores):** Avaliar a capacidade do doente para parar, arrancar, virar e controlar a cadeira de rodas.

19. **Deambulação (em caso de amputação dos membros inferiores)** com dispositivo de assistência, com ou sem prótese.

20. **Avaliação do estado psicológico:** É extremamente importante, uma vez que o doente passa por um processo de luto associado à perda que produz um grande trauma psicológico que conduz à depressão. Pode resultar em perda de confiança, perda de função, perda de estilo de vida, rendimento, estatuto e perda de independência. O fisioterapeuta deve falar com o doente para compreender os seus medos e esperanças, para ganhar a sua confiança e para definir os objectivos da terapia.

Capítulo 15

FISIOTERAPIA PÓS-OPERATÓRIA

TREINO PRÉ-PROTÉTICO DE AMPUTAÇÃO

Esta fase ocorre geralmente 2 a 3 semanas após a cirurgia. A cicatrização ocorre essencialmente no 21º dia pós-operatório e deve permitir um programa vigoroso de preparação da prótese.

1. Prevenção de complicações pós-operatórias:

Complicações respiratórias e circulatórias: Exercícios de respiração e movimento dos dedos dos pés do tornozelo para prevenir a trombose venosa profunda.

2. Prevenção de contratura e deformidades:

a) **ORIENTAÇÃO POSTURAL** - deve ser enfatizada a postura que mantém esticada a zona propensa a tensões. Além disso, a postura que promove o desenvolvimento de contratura deve ser desencorajada.

CONTRATURAS QUE OCORREM FREQUENTEMENTE EM AMPUTAÇÕES

- **Amputação da parte superior do cotovelo:** Contratura de adução e rotação do ombro.
- **Amputação abaixo do cotovelo:** Contratura de flexão do cotovelo.
- **Amputação acima do joelho:**
    - o Flexão e abdução da anca: Quando o tamanho do coto é curto. o Flexão e adução da anca. Quando o tamanho do coto é longo.
- **Amputação abaixo do joelho:** Contratura em flexão do joelho.
- **Amputação parcial do pé:** Contratura em flexão plantar.

Os amputados bilaterais são mais propensos a desenvolver contratura da anca e do joelho devido à diminuição da mobilidade.

POSICIONAMENTO DO CEPO:

- Amputação acima do joelho -

- o O coto deve estar paralelo à perna não afetada, utilizando uma almofada colocada lateralmente ao longo do coto, sem se apoiar em almofadas, para manter uma rotação neutra sem abdução em posição supina.

- o Períodos curtos de decúbito ventral durante o dia com uma almofada colocada anteriormente sob o coto para manter a extensão da anca e evitar a contratura de flexão da anca.

o Evitar a posição sentada prolongada e a utilização de colchões macios que podem predispor ao desenvolvimento de contratura de flexão da anca.

- Amputação **abaixo do joelho.**

o Não colocar a almofada abaixo do joelho.
o Utilizar a prancha do coto enquanto está sentado numa cadeira de rodas.

b) **ALONGAMENTO SUAVE**: O sinal precoce de desenvolvimento de contratura é uma sensação de aperto com dor no final do movimento antagonista passivo. Devem ser iniciados alongamentos manuais sustentados e repetitivos. Os alongamentos passivos devem ser efectuados lenta e suavemente, até ao ponto em que o terapeuta começa a sentir tensão no músculo ou o doente começa a sentir dor. Geralmente, com lesões agudas, a realização de ADM passiva duas vezes por dia é suficiente para aumentar o movimento. Se, no entanto, não se registarem progressos no prazo de 2 semanas, o terapeuta deve considerar a utilização de talas estáticas como complemento da ADM passiva.

c) **TRACÇÃO**: Sessões prolongadas de tração suave para esticar as zonas de desenvolvimento de contratura

d) **PINÇA CORRECTIVA** - As tiras de velcro e os punhos largos podem ser extremamente úteis para evitar contratura e deformidade.

3. Reforço dos músculos: Passar gradualmente dos exercícios isométricos aos activos e depois aos resistivos.

OS GRUPOS MUSCULARES A CONCENTRAR SÃO:

- **Desarticulação do ombro:** Elevadores, depressores, protectores e retractores do ombro. Exercícios de mobilidade para o pescoço e tronco são também importantes.
- **Amputação da parte superior do cotovelo:** Flexores, abdutores e extensores do ombro. Elevadores e retractores da escápula do lado normal.
- **Amputação abaixo do cotovelo:** Flexores, extensores, pronadores e supinadores do antebraço com mobilização do tronco.

- **Desarticulação da anca:** Rotadores e elevadores pélvicos.
- **Amputação acima do joelho:** Músculos extensores, abdutores, flexores e da cintura escapular da anca
- **Amputação abaixo do joelho:** Extensores e flexores do joelho, abdutores e extensores da anca.
- **Amputação de Syme:** Extensores e flexores do joelho, abdutores e extensores da anca.

4. Manutenção da amplitude de movimento: Exercício AROM de todo o corpo, incluindo o membro residual.

- Para a prevenção da diminuição da ADM e das contracturas.

- A limitação da ADM pode resultar em dificuldades de adaptação da prótese, desvios da marcha ou incapacidade de deambular com a prótese.

Se a ADM for limitada: A ADM passiva, os alongamentos de contração e relaxamento, a mobilização dos tecidos moles, as técnicas miofaciais, a mobilização articular e outros métodos são utilizados para promover o aumento da ADM.

Capítulo 16

TREINO DE DEAMBULAÇÃO EM AMPUTAÇÃO DE MEMBROS INFERIORES:

1. Mobilidade da cama:

-A utilização de trapézio, grade lateral ou assistência humana deve ser ensinada ao doente gravemente afetado.

Actividades em tapete, incluindo rolar troncos, fazer pontes, deitar-se de lado para se sentar, deitar-se em decúbito dorsal sobre os cotovelos para se sentar durante muito tempo.

2. Transferências:

O doente deve ser ensinado sobre as técnicas de transferência. Por exemplo, transferência da cama para a cadeira ou cadeira de rodas, da cadeira de rodas para a sanita ou para o assento do automóvel.

-Os amputados unilaterais são inicialmente ensinados a fazer transferências de um só membro, em que a cadeira de rodas é posicionada no lado do membro sadio e o doente roda sobre o membro, mantendo o contacto com a cama ou a cadeira. Na maioria dos casos, é aconselhável que sejam ensinadas transferências tanto para o lado sadio como para o lado envolvido, uma vez que o doente estará frequentemente em situações em que a transferência para o lado sadio não será possível.

-Os amputados bilaterais que não estão equipados com uma prótese inicial transferem-se de forma "frontal". A cadeira de rodas aproxima-se do tapete ou da cadeira, com a parte da frente da cadeira encostada à superfície de transferência. O doente desliza então para a frente, para a superfície desejada, levantando o corpo e empurrando-o para a frente com ambas as mãos. Até que o latissimus dorsi e o tríceps tenham força suficiente para esta transferência, será necessária uma transferência lateral com prancha deslizante para minimizar a fricção e para atravessar o espaço entre a cadeira e a superfície desejada.

3. **Propulsão da cadeira de rodas:** deve ser ensinada ao amputado para aumentar o seu nível de independência.

-As competências **básicas**, como a propulsão para a frente, as curvas e a preparação para transferências, ou seja, estacionar e travar, devem ser ensinadas imediatamente. Mais tarde, devem ser ensinadas competências avançadas em cadeira de rodas: subida e descida de inclinações, "wheelies", transferências do chão para a cadeira de rodas e saltos no passeio.

4. Equilíbrio em pé sem apoio:

-O equilíbrio de **um só membro** deve ser aprendido inicialmente para proporcionar confiança durante as transferências de pé, deambulação com dispositivos de assistência e, eventualmente, saltar, dependendo do nível de habilidade do amputado.

-**Um** método de deambulação progressiva começa com a pessoa amputada de pé nas barras paralelas, usando ambas as mãos como apoio. Uma vez atingida a confiança em ficar de pé com o apoio de dois braços, a mão do mesmo lado do membro amputado deve ser retirada das barras; subsequentemente, ambas as mãos são retiradas.

- Para melhorar o equilíbrio e as capacidades de endireitamento, o doente deve ser desafiado batendo suavemente nos ombros em várias direcções ou atirando uma bola para a frente e para trás.

-**Uma vez adquirida** a confiança nas barras paralelas, o paciente deve praticar estas capacidades fora das barras paralelas, progredindo eventualmente para actividades de salto.

5. Deambulação com dispositivo de assistência:

- Todos os amputados precisam de um dispositivo de assistência quando não conseguem usar a sua prótese devido a edema, irritação da pele ou mau ajuste da prótese, enquanto se deslocam com a prótese.

- Os critérios de seleção devem incluir:

- o Equilíbrio de pé sem apoio.
- o Força dos membros superiores.
- o Coordenação e habilidade com o dispositivo de assistência.
- o Cognição.

- Um andarilho é escolhido quando um amputado tem equilíbrio, força e coordenação razoáveis a fracos. Se o equilíbrio e a força forem bons ou normais, podem ser utilizadas muletas de antebraço para deambular com ou sem prótese. Pode ser escolhida uma bengala quadrangular ou reta para garantir a segurança quando o equilíbrio é questionável durante a deambulação com a prótese.

Capítulo 17

FORMAÇÃO PÓS-PROTÉSICA EM AMPUTAÇÃO DE MEMBROS INFERIORES

O treino adequado da marcha, a colocação e retirada da prótese, a manutenção da prótese e dos seus componentes são partes necessárias do treino da prótese.

TREINO PRÉVIO DA MARCHA:

O objetivo do treino de marcha é ajudar o amputado a ganhar o nível máximo de independência funcional com a marcha mais eficiente possível para a deambulação. O treino de marcha deve ser iniciado após 5 dias de cirurgia. O conhecimento dos padrões normais de marcha é necessário tanto para os amputados utilizadores de próteses como para os não-protéticos.

- **Exercícios pré-protéticos**: Os amputados devem ser treinados para efetuar todos os exercícios pré-protéticos disponíveis para ajudar a manter a ADM e melhorar a força muscular no membro inferior e no membro residual, em preparação para a utilização do membro protésico. Os exercícios abdominais e para as costas também devem ser considerados para ajudar a controlar o tronco e reduzir a dor nas costas. Os exercícios pré-protéticos do membro podem ajudar a prevenir a ocorrência de desvios da marcha protésica.

- **Equilíbrio e coordenação**: Após a perda de um membro, o amputado desloca o centro de gravidade para a base de apoio, ou seja, para o pé do membro sadio. À medida que o amputado se torna seguro e familiarizado com o apoio de um único membro, enfrenta grandes problemas para o reorientar para o apoio de dois membros quando recebe a prótese.

- **Orientação para COG e BOS**: Seguem-se as técnicas para reabilitar a orientação: O amputado deve aprender a deslocar o COG em todas as direcções.

O processo de deambulação progressiva começa com o amputado em pé nas barras paralelas:
  - **Deslocação lateral do peso:**
    o Colocar-se entre as barras paralelas utilizando as duas mãos como apoio. Deslocar o peso do corpo da perna sã para a prótese.
    o Colocar-se entre as barras paralelas utilizando uma mão como apoio. Deslocar o peso do corpo da perna sã para a prótese. Utilizar sempre a mão contralateral.
    o Colocar-se entre as barras paralelas utilizando apenas as pontas dos dedos

como apoio. Deslocar o peso do corpo da perna sã para a prótese.

Deslocar o peso do corpo da perna sã para a prótese.

- Deslocação do peso para a frente e para trás:

o Colocar-se entre as barras paralelas com as duas pernas, utilizando as duas mãos como apoio. Deslocar a pélvis para a frente e para trás, sem mover os ombros

o Colocar-se entre as barras paralelas em ambas as pernas, utilizando uma mão como apoio. Deslocar a bacia para a frente e para trás. Utilizar sempre a mão contralateral.

o Colocar-se entre as barras paralelas com as duas pernas sem apoio. Deslocar a pélvis para a frente e para trás.

- Rotação pélvica:

o Colocar-se entre as barras paralelas com ou sem apoio. Rodar a bacia.

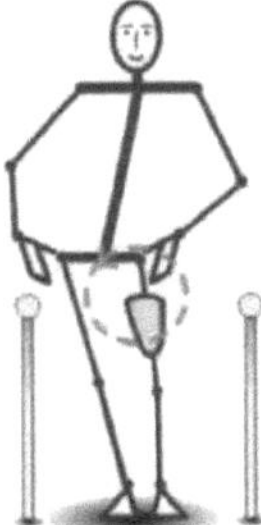

- Andar de lado:

o Colocar-se entre as barras paralelas utilizando ambas as mãos como apoio. Caminhar lateralmente em direção ao lado e às costas da prótese.

- Mudança de peso total:

o Colocar-se entre as barras paralelas sem apoio e com uma perna à frente da outra. Passar o peso do corpo de uma perna para a outra, deslocando a bacia e o tronco da frente para trás, com ou sem o apoio dos braços. Repetir o exercício, mudando a posição inicial das pernas.

- Golpe de calcanhar:

o Colocar-se entre as barras paralelas com ou sem o apoio das mãos. Dar um passo em frente com a prótese. Manter a articulação do joelho direita e empurrar o calcanhar para baixo.

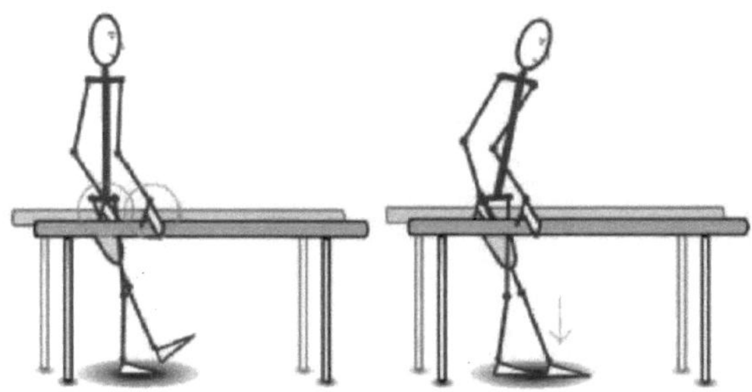

- Pisar alto (membro único em pé):

o Colocar-se entre as barras paralelas, com ou sem apoio; colocar a perna sã sobre um objeto elevado (banco de cerca de 4-8 polegadas). Este exercício pode ser progredido aumentando a altura do degrau e/ou reduzindo o apoio da mão necessário. À medida que a pessoa amputada se torna mais confiante e a sustentação de peso melhora, o passo do membro não protético será mais lento e mais controlado.

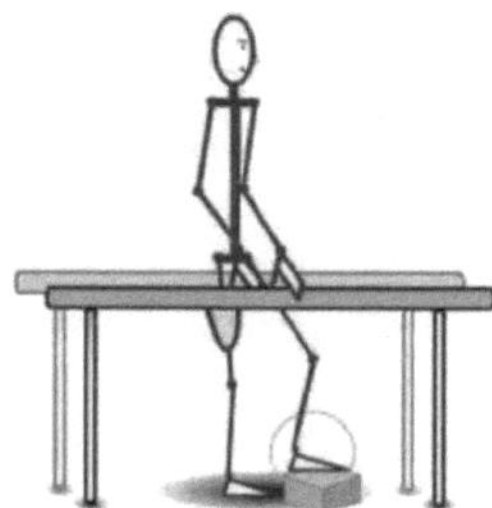

- Quadro de balanço:

o Colocar-se entre as barras paralelas de uma prancha de equilíbrio, utilizando as duas mãos como apoio. Deslocar o peso do corpo de uma perna para a outra. Repita o exercício, deslocando o peso do corpo da frente para trás.

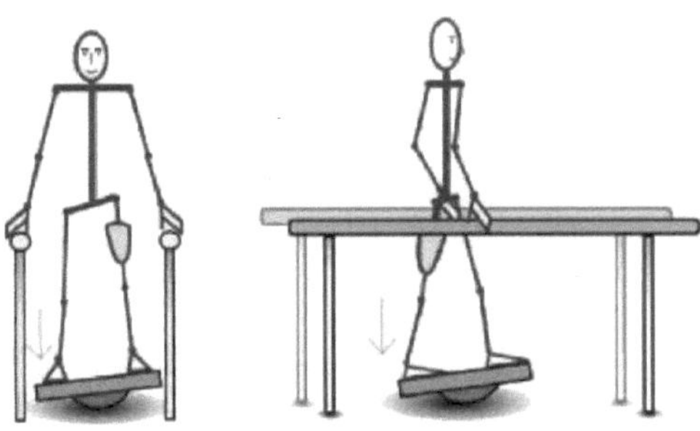

- Escalada de obstáculos:

- o Colocar-se entre as barras paralelas com ou sem apoio. Passar por cima de um objeto, ou seja, um obstáculo com a perna sã.

- Futebol:

- o Colocar-se entre as barras paralelas com ou sem apoio. Chutar uma bola com a perna sã.

- Atividade dos membros superiores:

- o Colocar-se de pé sobre as duas pernas entre as barras paralelas. Jogar à apanhada com o terapeuta utilizando uma bola grande.

FORMAÇÃO DE GAIT:
- Passo em frente com a perna sã:
- o Colocar-se entre as barras paralelas utilizando as duas mãos como apoio. Dar um passo em frente com a perna sã, mantendo as mãos paralelas à prótese.

- Passo de perna sonoro para trás:

- o Colocar-se entre as barras paralelas utilizando as duas mãos como apoio. Dar um passo para trás com a perna sã, mantendo as mãos paralelas à prótese.

- Passagem da perna sonora: inicialmente com apoio de duas mãos, depois com apoio de uma mão (utilizar sempre a mão contralateral) e depois sem apoio.
- o Colocar-se entre as barras paralelas utilizando as duas mãos como apoio. Dar um passo para a frente e para trás com a perna sã, mantendo as mãos paralelas à prótese. Segurar a prótese ligeiramente em adução. Manter uma

posição vertical, permitindo que o tronco e os ombros se desloquem para trás e para a frente, mas sem lateroflexão.

- A perna protésica dá um passo para a frente, depois para trás e, em seguida, dá o mesmo **passo** que a perna sã.

- Andar entre as barras paralelas: Inicialmente com apoio de uma mão que deve ser sempre contralateral e depois sem apoio:
  o Colocar-se entre as barras paralelas. Caminhar entre elas, sem flexão lateral do tronco ou comprimento irregular do passo.
  o

Exercícios avançados: Quando o paciente ganha total confiança em andar sem apoio na barra paralela, o terapeuta procede a outros exercícios avançados fora da barra paralela para melhorar o equilíbrio, a coordenação e a propriocepção.

- Saltar uma bola em pé e depois andar, equilibrar um pau na mão, equilibrar-se num membro protésico, andar numa superfície irregular, subir e descer um declive e, finalmente, correr.

Exercícios funcionais: Reeducar o treino funcional para aumentar a independência funcional do amputado nas actividades diárias.

Para amputados acima do joelho:
- Levantar-se de uma cadeira:

  o Colocar a perna sã debaixo da cadeira e fletir o tronco. Levantar-se.

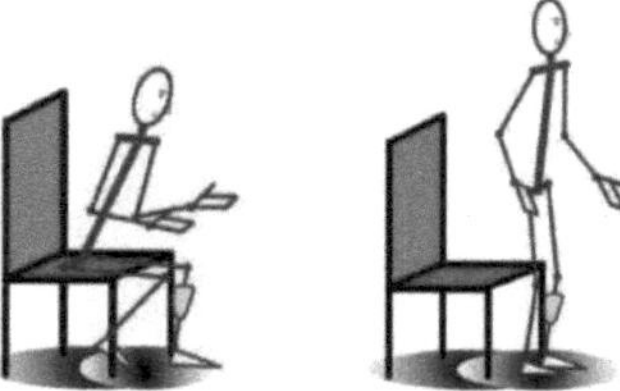

- Subir uma escada:

  o Subir uma escada, começando com a perna sã. Seguir com a prótese.

- Descer uma escada:

  o Descer uma escada, começando pela prótese. Seguir com a perna sã, que fica ao lado da prótese.

- Sentar-se e levantar-se do chão:

o **Método 1:** Colocar a prótese em retroflexão, abdução e rotação externa. Dobrar o tronco e apoiar-se nas duas mãos e num joelho; virar e sentar-se. Fazer o inverso para se levantar

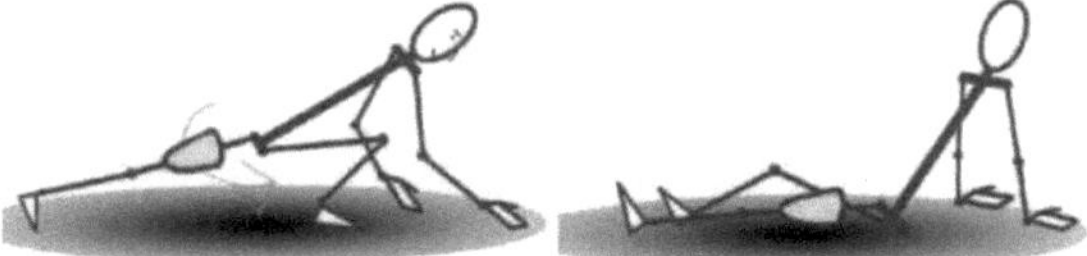

o **Método 2:** Mover a prótese para a frente. Dobrar o joelho e apoiar-se nas duas mãos; sentar-se. Fazer o inverso para se levantar.

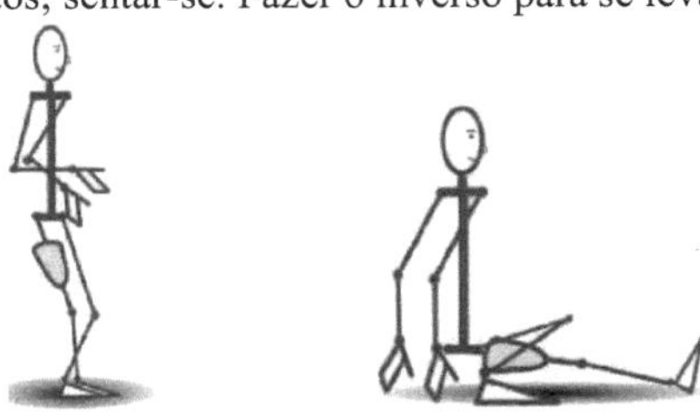

- Carregar peso: Caminhar carregando um peso no lado da prótese.

Capítulo 18

ANÁLISE DA MARCHA DE AMPUTADOS COM PRÓTESES:

Os componentes do procedimento de análise da marcha são os seguintes

1. Observação - É essencial observar pelo menos de dois pontos de vista. Os movimentos do plano sagital e os movimentos do plano frontal.
2. Identificação dos desvios da marcha - "desvio da marcha" é qualquer caraterística da marcha que difere do padrão normal.
3. Determinação das causas do desvio da marcha - É muito importante procurar as possíveis causas dos desvios da marcha, que podem ser devidas a causas protésicas ou não protésicas, ou seja, causas do doente.

CAUSAS DO DESVIO DA MARCHA:

As possíveis causas protésicas podem ser:

- Mal alinhamento protético.
- Encaixe protético mal ajustado.
- Defeito de fabrico da prótese

As possíveis causas do doente podem ser:

- Restrição da amplitude de movimento numa ou mais articulações
- Fraqueza muscular
- Contractura
- Dor
- Condições médicas concomitantes
- Medo excessivo
- Antigos padrões habituais

40

Capítulo 19

TIPOS E CAUSAS DE POSSÍVEIS DESVIOS DA MARCHA:

AMPUTAÇÃO TRANSFEMORAL:

GAIT PHASE	NAME	DISCRIPTION	PROSTHEIC CAUSES	AMPUTEE CAUSES
Heel strike to Mid stance	Knee instability	Knee flexion 'jerky' in presentation during heel strike to foot flat	- Inadequate flexion in socket limiting active hip extension. - Too hard heel cushion less shock absorption also producing flexion moment at knee.	-Hip flexion contracture not accommodated in socket. -Hip extensor weakness.
	Terminal impact	Rapid forward movement of shank that lead to maximum knee extension before heel strike.	Insufficient knee friction.	As habit by assuming to keep knee in full extension before heel strike.
	Foot Slap	Forefoot descends too rapidly like slapping the ground.	- Plantar flexion resistance is too soft - Heel lever arm is too short	Forcibly driving foot into quick flat to assure extension of knee.
At Mid Stance	Lateral Trunk Bending	Trunk flexes towards prosthesis during prosthetic stance phase	- Prosthesis too short - Lack of prosthetic lateral wall - High medial wall causing discomforts so lateral bending to avoid discomfort.	- Very short stump that fails to provide sufficient lever arm for pelvis. - Painful stump - Weak abductors in the prosthetic side - As a habit pattern.
	Abducted gait	Increased base of support during	- Too long prosthesis - High medial wall	- Abduction contracture

		mobility, prosthetic foot placement is lateral to the normal foot placement during the gait cycle	pressure on pubic region so keep the prosthesis abducted. - Pelvic band too far away from patients body	- Habit pattern
	Excessive trunk Extension	Hyperextend the trunk from heel strike to midstance.	Insufficient socket flexion leads to lumbar hyperextension	- Hip flexion contracture - Weak hip extensors - Habit pattern.
Midstance to toe off	Drop off	Sudden downward movement of trunk as anterior support is lost prematurely	- Socket placed too far anterior - Toe break placed posteriorly.	
	Inadequate heel off/ Anterior trunk bending	Heel may not come off floor till the whole body is brought forward.	Uneven steps between two legs.	Hip flexion contracture
	Circumduction gait	The prosthesis swings laterally like an arc during swing phase.	- Too long prosthesis - Difficult knee flexionn due to too much friction in knee. - Locked Knee	- Abduction contracture - Not confident of flexing knee - Fear of stubbing the toe.
	Vaulting	Patient rises on toe of the sound foot to swing the prosthesis through in the little knee flexion.	- Too long prosthesis. -Inadequate suspension. - Excessive knee friction. - Locked knee.	-Socket discomfort -Fear of stubbing of toe. - Habit pattern
	Medial or lateral whip	Medial whip is present when heel travels medially on initial flexion at the beginning of swing phase. Lateral whip exists when heel moves laterally.	- Lateral whip result from excessive internal rotation of prosthetic knee. - Medial whip due to excessive external rotation of prosthetic knee. - Too light socket -	Applying prosthesis in internal or external rotation.

			Excess valgus, varus in the prosthetic knee.	
	Uneven Arm Swing	Arm on prosthetic side held close to the body rather than freely swinging.	Improperly fitted socket or unstable knee	-Improper training -Fear - Habit pattern.
	Uneven timing	Steps of unequal duration and length with short stance phase in prosthetic side.	-Improperly fitted socket causing discomfort. -Insufficient knee friction.	

DESVIOS TRANSTIBIAIS DA MARCHA:

GAIT PHASE	NAME	DISCRIPTION	PROSTHEIC CAUSES	AMPUTEE CAUSES
Heel strike to mid stance	Absent Knee Flexion	Knee fully extended at heel strike	- Faulty suspension of the prosthesis - too soft heel cushion	Foot placement too far forward on stepping -Lack of pre-flexion of the socket -Discomfort/pain -Quads weakness
	Excessive Knee Flexion	Increased knee flexion at heel strike (or mid stance), patient feels as though walking downhill	-Faulty suspension of prosthesis -Prosthetic foot set in too much dorsiflexion Stiff heel cushion	Flexion contracture of the knee
At Midstance	External Rotation of Foot at Heel Strike	External rotation of the prosthesis/foot at heel strike.	-heel to hard -loose socket	
	Knee instability	Knee flexion 'jerky' in presentation during heel strike to foot flat		Weak Quadriceps
	Valgus/Varus Moment/ Excessive lateral thrust of prosthesis	Knee shifts medially or laterally during prosthetic stance phase	-Loose socket Abducted prosthesis -Excessive medial placement of Prosthetic foot	
Midstance to toe off	Drop Off/ Early knee flexion	Heel off occurs too early causing early knee flexion	-Excessive anterior displacement of socket over foot -Excessive dorsiflexion of the foot on the prosthesis -Soft dorsiflexion	

		bumper	
	Knee Hyperextension/ Delayed knee flexion	Delayed heel off causing hyperextension of the knee, walking up hill sensation	-Excessive posterior displacement of socketover the foot -Hard dorsiflexion bumper -Too much plantar flexion on the foot	
	Whip	During swing phase foot 'whips' laterally or medially	-Poor suspension -Knee internally or externally rotated	
	Pistoning	Amputee drops into the socket as the foot moves into flat foot, tibia moves vertically during alternately weight bearing and non-weight bearing periods of gait	-Lack of prosthetic socks -Suspension loose or inadequate -Too large or faulty socket	

Capítulo 20

TREINO PROTÉSICO NA AMPUTAÇÃO DO MEMBRO SUPERIOR

:

TIPOS DE PRÓTESES DE MEMBROS SUPERIORES:

- Um braço e uma mão cosméticos passivos.
- Uma prótese controlada por cabo e movida pelo corpo.
- Uma prótese eléctrica controlada por sensores mioeléctricos ou interruptores especializados.

CAUSAS DA ELEVADA TAXA DE REJEIÇÃO DE PRÓTESES DO MEMBRO SUPERIOR

- Desenvolvimento de uma mão única, que elimina a necessidade funcional da prótese;
- Falta de formação ou de competências suficientes para utilizar a prótese.
- Mau conforto da prótese ou mau fabrico da prótese.
- Aceitação cosmética da prótese.

ORIENTAÇÃO PARA A TERMINOLOGIA DOS COMPONENTES PROTÉTICOS

Orientação para identificar as partes básicas da prótese, como o arnês em forma de 8, o cabo, a unidade do cotovelo ou a dobradiça do cotovelo, a unidade do pulso, o dispositivo terminal e o gancho ou a mão.

INDEPENDÊNCIA NA COLOCAÇÃO E RETIRADA DA PRÓTESE

É importante estabelecer desde cedo a colocação e remoção autónoma da prótese

HORÁRIO DE USO DA PRÓTESE

- Os períodos iniciais de utilização não devem ser superiores a 15 a 30 minutos, com um exame frequente da pele para detetar pressão excessiva ou má adaptação ao encaixe, especialmente no caso de amputados com áreas insensíveis e tecido cicatricial aderente.
- O doente deve optar por modificações do alvéolo se a vermelhidão persistir durante mais de 20 minutos após a remoção da prótese.
- Os períodos de utilização podem ser aumentados em incrementos de 30 minutos, três vezes por dia, se não existirem problemas de pele. Ao fim de uma semana, o amputado do membro superior deve estar a usar a sua prótese durante todo o dia.

Capítulo 21

TREINO PRÉ-PROTÉTICO DA AMPUTAÇÃO DO MEMBRO SUPERIOR

Movimentos de Controlo Corporal: Antes de o amputado do membro superior praticar o treino de controlo da prótese, é necessário rever e aprender vários movimentos sem usar a prótese.

- ABDUÇÃO ESCAPULAR: A abdução das omoplatas, por si só ou em combinação com a flexão do úmero, permite tensionar o arnês em forma de 8 para abrir o dispositivo terminal.

- EXPANSÃO DO TÓRAX: Expansão máxima do tórax possível por inalação profunda e, em seguida, relaxamento lento. A expansão do tórax pode ser utilizada de várias formas para o amputado transumeral, com desarticulação do ombro ou do antebraço.

- DEPRESSÃO, EXTENSÃO E ABDUÇÃO DO OMBROSO: O movimento combinado de depressão, extensão e abdução do ombro é necessário para operar o cotovelo de bloqueio interno da prótese transumeral.
  Pede-se à pessoa amputada que pratique este movimento colocando a mão em forma de concha por baixo do membro residual e fazendo pressão na palma da mão. Isto simulará o movimento necessário para bloquear e desbloquear o cotovelo numa amputação transhumeral.

- FLEXÃO HUMERAL: A flexão do membro residual até ao nível do ombro e o empurrar do braço para a frente, ao mesmo tempo que se afastam as omoplatas, exercem pressão sobre o cabo e permitem a abertura do dispositivo terminal.
  A abdução escapular e a flexão umeral são os movimentos básicos a rever com o amputado transradial.

- FLEXÃO/EXTENSÃO DO COTOVELO: É importante que o amputado transradial mantenha uma amplitude de movimento total do cotovelo. Esta amplitude melhorará a sua capacidade funcional e permitir-lhe-á alcançar muitas áreas do seu corpo sem esforço excessivo ou modificações especiais na prótese.

- PRONAÇÃO/SUPINAÇÃO DO ANTERIOR: É igualmente importante para o amputado transradial longo manter a pronação e a supinação do antebraço. Isto permitirá que o amputado posicione o dispositivo terminal onde quiser, sem ter de pré-posicionar manualmente a unidade do pulso.

Capítulo 22

TREINO PÓS-PROTÉTICO DE AMPUTAÇÃO DO MEMBRO SUPERIOR

<u>TREINO DE CONTROLOS PROTÉTICOS PARA AMPUTAÇÃO ABAIXO DO COTOVELO:</u>

CONTROLOS MANUAIS:

- O posicionamento do dispositivo terminal na unidade de pulso é efectuado por rotação manual com a mão sonora. No amputado bilateral do membro superior, é necessária uma força contra um objeto no ambiente ou entre os joelhos do indivíduo para realizar este posicionamento.

- A rotação na mesa giratória do cotovelo é ajustada manualmente ou controlada encostando a prótese a um objeto.

- A articulação do ombro de fricção é ajustada manualmente com a mão sã ou aplicando pressão contra um objeto ou o braço de uma cadeira.

- Se a prótese tiver uma unidade de flexão do pulso, esta pode ser controlada manualmente, aplicando pressão no botão ou, no caso de amputados bilaterais, aplicando pressão contra um objeto fixo.

<u>TREINO DE CONTROLOS PROTÉTICOS PARA AMPUTAÇÃO ABAIXO DO COTOVELO:</u>

CONTROLOS ACTIVOS:

O amputado do membro superior incorpora movimentos de controlo corporal previamente aprendidos enquanto usa a prótese. O arnês deve ser ajustado corretamente antes de iniciar os exercícios:

- Na amputação acima do cotovelo, a flexão do cotovelo movida pelo corpo é facilitada por um auxiliar de elevação do antebraço que contrabalança o peso do antebraço. A extensão do cotovelo é efectuada por gravidade se a unidade do cotovelo estiver desbloqueada.

- O bloqueio/desbloqueio do cotovelo é muito difícil de aprender em próteses transumerais. O padrão de "para baixo, para trás e para fora" é muitas vezes dito ao amputado num esforço para que ele repita o padrão de depressão, extensão e abdução do ombro. Este padrão não só bloqueia como desbloqueia o cotovelo num "ciclo de dois cliques" audível.

- Na desarticulação do ombro e no amputado do antebraço, o bloqueio e o desbloqueio do cotovelo são muitas vezes efectuados com um "botão" de controlo de empurrão ligado à concha torácica. Ao premir este botão com o queixo, o cotovelo é bloqueado na posição desejada.

- O cotovelo deve ser bloqueado na posição correta antes de operar o dispositivo terminal. Tal como descrito anteriormente, a abdução biscapular e/ou a flexão umeral provoca a abertura do dispositivo terminal convencional, enquanto o relaxamento permite o seu fecho.

Capítulo 23
COMPLICAÇÕES DA AMPUTAÇÃO

COMPLICAÇÕES DIRECTAS:

- **INFECÇÃO:** A infeção pode resultar em complicações graves para o amputado. A infeção mais comum após a amputação é a celulite. A celulite caracteriza-se por inchaço, dor, formação de pus, eritema, calor, febre, levando, em casos graves, a septicemia. Mesmo uma infeção localizada da ferida pode ser problemática, resultando num excesso de exsudado e na rutura da linha de sutura. Uma infeção grave pode levar à deiscência da ferida, a uma necrose significativa dos tecidos e à necessidade de uma nova cirurgia.

- **HEMATOMAS:** O hematoma atrasa a cicatrização da ferida e actua como um meio de cultura para o crescimento dos organismos.

- **NECROSE DOS TECIDOS:** Uma vez que a maioria das amputações se deve a isquémia, existe uma grande vulnerabilidade ao desenvolvimento de necrose tecidular devido a uma má perfusão dos tecidos. O tecido torna-se essencialmente inviável e observa-se sob a forma de alterações cutâneas escuras, descoloração mosqueada/púrpura, gangrena seca, gangrena húmida ou tecido descamado. A necrose dos tecidos pode ser responsável pelo atraso da cicatrização, prolongando a resposta inflamatória, obstruindo mecanicamente a contração e impedindo a reepitelização. Também constitui um foco de infeção da ferida.

- **DOR:** Os amputados podem sentir dois tipos diferentes de dor: dor no coto incisional e dor fantasma.

  - o **Dor no coto da amputação:** Localiza-se na área imediatamente à volta do coto e da cicatriz da amputação e é descrita como "pressão", "latejamento", "ardor" e "aperto". Se não for resolvida, considera-se que esta dor afecta negativamente a cicatrização da ferida e tem impacto na qualidade de vida.

  - o **Dor fantasma:** É a dor sentida no membro que foi amputado, e é frequentemente descrita como uma dor esmagadora e dilacerante. É um problema comum, afectando entre 8% e 10% dos doentes e é normalmente relatada durante o período pós-operatório imediato, mas pode persistir até dois anos.

- **DEHISCÊNCIA:** Nas feridas de amputação dos membros inferiores, a deiscência completa pode expor o músculo e o osso. A remoção precoce das suturas e o inchaço do coto que

50

coloca tensão sobre a ferida são as outras causas principais. Outros factores locais predisponentes incluem a infeção da ferida, a técnica de sutura, a perfusão da ferida, o hematoma e o seroma. Os factores sistémicos incluem a diabetes, a anemia, a idade avançada e a infeção pós-operatória do trato respiratório. A deiscência total requer normalmente uma intervenção cirúrgica para explorar a ferida, permitir a excisão de qualquer tecido desvitalizado e fechar a ferida.

- **PROBLEMAS DE PELE CIRCUNDANTES**: O problema de pele circundante mais comum é a bolha cutânea. A formação de bolhas na pele pode ocorrer quando a epiderme se separa da derme em resultado da fricção repetida da pele. Isto pode causar complicações como infeção e tempo de cicatrização prolongado, exigindo pensos adicionais. As bolhas também são causadas por tração, infeção (com estreptococos beta hemolíticos), alergia e edema.

- **EROSÃO ÓSSEA/ OSTEOMIELITE**: Em alguns casos, pode ocorrer retração do músculo sobre o coto com erosão do osso através da pele. O osso também pode ficar exposto numa ferida desidratada. Como em qualquer ferida que exponha o osso, o risco de osteomielite é elevado. O problema pode ser causado por um corpo estranho ou material no coto, como cera de osso, uma sutura, material de enxerto ou, no caso de amputação traumática, sujidade.

- **HAEMATOMA**: Um hematoma é uma acumulação localizada de sangue que se pode formar num órgão, espaço ou tecido. Actua como um foco de infeção e pode criar um espaço morto, enfraquecendo a linha de sutura e aumentando assim a tensão na ferida. O aumento da tensão sob a linha de sutura pode ainda levar a uma interrupção do fornecimento de sangue, resultando em deiscência e necrose.

- **EDEMA DO CTO:** Pensa-se que o inchaço ou edema excessivo e prolongado do coto se deve a uma insuficiência venosa pré-existente, à retenção generalizada de líquidos (geralmente devido a insuficiência cardíaca congestiva) e à hipervascularização crónica (frequentemente observada em doentes com diabetes). A trombose venosa profunda (TVP) também pode ser uma causa de inchaço dos membros. Outras causas podem incluir a hipoproteinemia, a dependência do coto e a infeção.

- **NEUROMA:** Os neuromas formam-se sempre na extremidade de um nervo cutâneo e qualquer dor causada por um neuroma é normalmente provocada pela tração de um nervo quando este se encontra embutido no tecido cicatricial.

COMPLICAÇÕES INDIRECTAS:

- **EFEITO PSICOLÓGICO:** Especialmente em pessoas que sofreram uma amputação de emergência, uma vez que não tiveram tempo para se prepararem mentalmente para os efeitos da cirurgia. A depressão, a ansiedade, a negação, o luto, a possibilidade de sofrer de perturbação de stress pós-traumático (PTSD) e até pensamentos suicidas são efeitos psicológicos comuns após uma amputação. A perda de um membro é um sentimento de perda semelhante ao da morte de um ente querido. Após uma amputação, o amputado pode enfrentar os seguintes problemas:
  - o Perda de sensibilidade do membro amputado.
  - o Perda de função do membro amputado.
  - o Mudança no sentido da imagem corporal e na forma como se vêem a si próprios, bem como na forma como os outros os vêem atualmente

Estes problemas psicológicos provocam frequentemente pensamentos e emoções negativas.

- **CONTRATURAS, FRAQUEZA MUSCULAR E INSTABILIDADE ARTICULAR :**

O encurtamento dos músculos, a fraqueza muscular progressiva e a instabilidade da articulação ocorrem frequentemente após uma imobilização prolongada, o que pode dever-se a um mau posicionamento do membro e a um desequilíbrio muscular (devido a um reforço inadequado dos músculos). As contraturas em flexão da anca e do joelho são muito frequentes.

- **SENSAÇÃO DO LIMBO FANTÓTICO:** Trata-se de uma pseudo-sensação da presença do membro amputado. Pode ser indolor ou dolorosa.

As razões da sensação de membro fantasma são as seguintes:
  - o Os nervos cortados estão a causar lesões no tecido nervoso, pelo que são enviadas mensagens de dor para o cérebro.
  - O cérebro tem uma área de tecido dedicada a essa parte e espera informações sensoriais. Esta área do cérebro não é removida durante a amputação do membro e continua a tentar processar a informação que é percepcionada como dor.

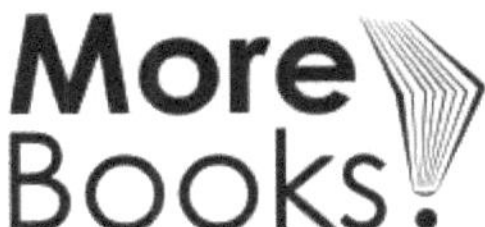

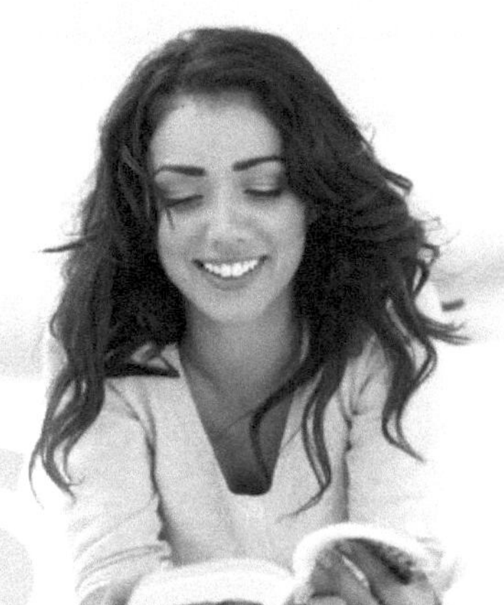

I want morebooks!

Buy your books fast and straightforward online - at one of world's fastest growing online book stores! Environmentally sound due to Print-on-Demand technologies.

Buy your books online at
www.morebooks.shop

Compre os seus livros mais rápido e diretamente na internet, em uma das livrarias on-line com o maior crescimento no mundo! Produção que protege o meio ambiente através das tecnologias de impressão sob demanda.

Compre os seus livros on-line em
www.morebooks.shop

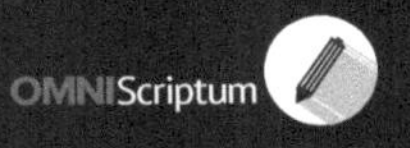

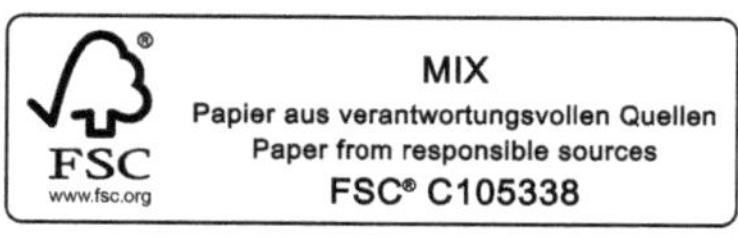

Printed by Books on Demand GmbH, Norderstedt / Germany